Bibliothèque de Criminologie

DES PLAIES
PAR INSTRUMENTS PIQUANTS
ET EN PARTICULIER
PAR LA BAÏONNETTE

PAR

Charles ALTHOFFER

Médecin stagiaire au Val-de-Grâce

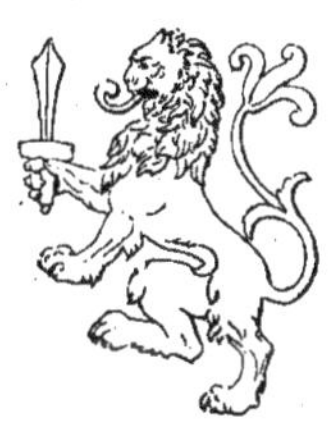

LYON
A. STORCK, IMPRIMEUR-ÉDITEUR
Rue de l'Hôtel-de-Ville, 78.

1890

INTRODUCTION

Notre intention, en entreprenant ce travail, est de décrire les principaux caractères des plaies par instruments piquants, de les étudier surtout au point de vue de la forme de l'orifice, de l'aspect des plaies résultant de l'action des divers agents vulnérants, et plus spécialement d'une arme nouvelle, la baïonnette du fusil modèle 1886.

D'où, la division toute naturelle de notre ouvrage en deux chapitres :

Le premier traitera des plaies par instruments piquants en général ;

Le second des plaies produites par la nouvelle baïonnette.

Qu'il nous soit permis, avant d'aborder notre sujet, d'adresser nos plus vifs remerciements à Monsieur le professeur Lacassagne, qui a bien voulu nous guider dans notre travail, et nous communiquer les observations dont il disposait.

CHAPITRE PREMIER

Des Plaies par Instruments piquants

Définition. — Les plaies par instruments piquants se distinguent en général des autres catégories de plaies, par la petitesse de leur orifice d'entrée, et par la profondeur du canal qui fait suite à ce dernier. Elles sont presque toujours produites par des agents solides ; l'on a signalé, il est vrai, quelques rares faits de plaies produites par des agents liquides : l'on conçoit, en effet, qu'un liquide soumis à une haute pression, s'échappant par une ouverture capillaire, puisse pénétrer dans nos tissus, placés en regard du jet. Mais, dans l'immense majorité des cas, les plaies par instruments piquants sont produites par des corps solides agissant presque toujours extérieurement, quelque fois intérieurement.

Mécanisme. — Toutes les blessures par instruments piquants agissent par le même mécanisme, et les différentes variétés, que l'on observe dans ces sortes de plaies, tiennent uniquement à la longueur, à l'épaisseur, en un mot, aux dimensions de l'arme qui a servi à les produire.

Une pression, plus ou moins énergique, combinée quelquefois à des mouvements de rotation, produiront une plaie profonde, si les mouvements sont communiqués à une arme, à pointe effilée, à tige étroite ; et le mode de pénétration dans les tissus sera le suivant : l'extrémité aigüe, pénètrera la peau, et les tissus sous jacents ; les parties plus épaisses de l'instrument suivront le passage qui leur est pour ainsi dire frayé par la pointe, à travers les tissus; ceux-ci seront donc non pas divisés, mais écartés violemment, distendus, et cet écartement, cette distension pourront atteindre un degré plus ou moins considérable, mais toujours en rapport avec le volume de l'instrument. Si celui-ci, outre sa pointe possède encore un tranchant, les tissus seront non seulement écartés mais divisés, et la section portera sur différents points de la plaie, dont le nombre et la situation dépendront du nombre et de la disposition des tranchants de l'arme employée.

L'on entrevoit déjà, par ce simple aperçu, toute l'importance que possède au point de vue médico-légal, l'étude de la forme des plaies, soit piquantes, soit piquantes et tranchantes à la fois.

Des différentes armes piquantes — Les armes piquantes sont celles qui présentent une pointe suivie d'une tige plus ou moins grêle, mais sans tranchant, et qui, suivant le mécanisme que nous venons d'indiquer, agissent sur les tissus, en les écartant plutôt qu'en les divisant.

Ces armes exigent d'autant moins d'effort, et pénètrent d'autant plus facilement qu'elles sont plus grêles, plus ténues, et d'autant plus difficilement qu'elles sont plus volumineuses, ou qu'il existe plus de disproportion entre la pointe et le corps de l'instrument; ce dernier cas se présente lorsque la pointe grossit très rapidement, à mesure qu'elle se rapproche du manche.

La forme allongée d'une arme la rend parfaitement apte à pénétrer facilement dans les tissus en les écartant simplement; elle glisse au travers des organes, sans les léser, sans les entamer, et laisse, lorsqu'on la retire, une trace à peine perceptible de son passage, à tel point que leur recherche exige souvent un examen minutieux et attentif. On retrouve, du reste, dans l'histoire de la médecine légale, un grand nombre de faits de ce genre qui ont exercé la sagacité des experts chargés de leur examen. Je citerai comme exemple celui de cet enfant auquel on enfonça dans la fossette de la nuque une aiguille qui, pénétrant entre l'occipital et l'atlas, vint dilacérer le bulbe, et produisit une mort immédiate. De même une longue aiguille introduite par l'ouverture antérieure des fosses nasales, pourra fort bien perforer la lame criblée de l'ethmoïde, et déchirer la substance cérébrale. Ces cas sont souvent des plus délicats et nécessitent toujours un examen complet et des plus attentifs, car la trace de ces piqûres est fort difficile à trouver; l'instrument par le fait même de l'écartement qu'il imprime aux tissus produira une hémorragie très légère, manié lentement, il n'en produira même pas; de plus, les tissus qui n'ont été qu'écartés, reviendront à leur place, en vertu même de leur élasticité, de telle sorte que le trajet aura presqu'entièrement disparu.

Le nombre d'armes, de corps, d'instruments capables de produire de pareilles lésions, est incalculable. Car, outre les armes régulières qui ont existé de tous temps, et dont on se servait dans les combats corps à corps, armes dont la variété et le nombre étaient jadis infinis, il existe encore une foule d'instruments professionnels, tels que le compas, le poinçon, la lime, le clou, la broche, les aiguilles, les bâtons ferrés, la fourche, l'alène des cordonniers, etc., qui produisent facilement des blessures mortelles. Il n'est pas jusqu'au monde animal où on ne retrouve des corps pouvant amener les mêmes lésions.

Les cornes et les dents des animaux sauvages, les arêtes acérées des poissons dont certaines peuplades garnissent encore leurs lances et leurs flèches, produisent suivant leur nature des lésions plus ou moins graves pouvant entraîner la mort.

Les coups de cornes, les morsures, produisent le plus souvent des plaies dont il est facile de reconnaître l'origine. Les premiers, en effet, sont dans la plupart des cas, de véritables mutilations, des éventrations, qui offrent tout à fait les caractères des plaies contuses. Les morsures ont un caractère distinctif qui rend leur diagnostic des plus faciles : on voit imprimées sur les tissus les dents en rangée plus ou moins régulière, et cette empreinte est caractéristique; elles sont quelquefois accompagnées d'arrachements, quand les parties ne résistent pas, ainsi le nez, les oreilles, etc.

On voit donc qu'à proprement parler, les plaies produites par les cornes et par les dents, méritent plutôt d'être rangées dans la catégorie des plaies contuses, et des plaies par arrachement.

Les agents vulnérants peuvent encore se former à l'intérieur du corps humain; si, sous l'influence d'un traumatisme quelconque un os vient à se briser, l'on peut voir se former des esquilles qui perforeront les chairs, déchireront la peau; c'est ce que l'on constate quelquefois dans les fractures par coup de feu, dans les fractures en V du Tibia, où l'on voit souvent l'angle formé par le fragment supérieur, perforer la peau et amener des complications redoutables.

Les armes piquantes le plus souvent employées sont les épées plates, les épées triangulaires, dites épées de combat, les fleurets aiguisés, les fleurets démouchetés, la lance, la baïonnette, le poignard, etc. Quelques-unes de ces armes étaient rangées parmi les armes régulières, et certaines le sont encore de nos jours. Mais les armes qui produisent les blessures les plus nombreuses, celles dont le médecin légiste doit s'occuper tout spécialement, ne comptent pas parmi les armes de guerre ; ce sont des instruments à la portée de tout le monde, tels que les couteaux, les poinçons, les cannes à épée, etc., qui servent à commettre la plupart des crimes que l'on observe, si nombreux de nos jours.

Aussi, ne saurait-on apporter trop de soins, trop d'attention à étudier la forme, l'aspect que présentent les blessures produites par les divers sortes d'instruments à en faire le diagnostic d'avec les plaies par instruments tranchants, contondants, etc., et enfin à reconnaître d'après l'examen de la blessure, l'arme qui l'a produite.

Division et classification. — Les piqûres peuvent se produire dans tous les points de l'économie, aussi décrit-on quelquefois à part les plaies de chaque région. Ce procédé est très avantageux, mais il nécessiterait une description détaillée de chacune de ces régions, et nous entrainerait dans des détails incompatibles avec l'étendue de ce travail. M. Verneuil a donné des lésions traumatiques les classifications suivantes, il distingue les plaies en :

1° Exposées, 2° Interstlcielles. 3° Cavitaires.

Les premières sont celles qui communiquent avec l'air extérieur.

Les plaies interstitielles sont comprises entre les téguments et les cavités viscérales.

Les plaies cavitaires communiquent avec les diverses cavités naturelles ou physiologiques.

Les phénomènes qui apparaissent dans ces trois classes de plaies, se divisent en :

1° Phénomènes locaux se passant dans le foyer traumatique.

2° Phénomènes à distance se passant en dehors du foyer traumatique,

3° Phénomènes généraux qui ont leur siège dans l'organisme entier.

Telle est la classification généralement adoptée.

Nous ne nous proposons pas d'étudier séparément, dans chacune des trois grandes classes, les caractères des plaies, Notre étude étant faite essentiellement au point de vue médico-légal, nous les envisageons dans leur ensemble, et notre attention se concentrera tout spécialement sur les phénomènes locaux, qui donnent lieu à des considérations d'un ordre éminemment pratique.

Parmi ces phénomènes locaux, les uns peuvent se montrer au moment même de la blessure, ils sont dits primitifs. D'autres se montrent lorsque le foyer traumatique est en voie de réparation, ce sont les phénomènes consécutifs; ils consistent en un travail de réparation, (exsudation plastique, formation d'une membrane granuleuse, formation de bourgeons charnus), entrepris par l'organisme, en vue de combler les pertes de substance, et de réparer l'intégrité des tissus. Ils offrent au point de vue chirurgical et pathologique un intérêt puissant, mais pour le médecin légiste ils sont d'un ordre tout-à-fait secondaire; aussi les passerons-nous sous silence.

Notre description se bornera donc à celle des phénomènes primitifs, et nous diviserons leur étude en trois parties :

Dans la première nous dirons quelques mots sur la douleur, premier symptôme éprouvé par le blessé.

Dans la deuxième, nous traiterons de l'aspect extérieur des plaies.

Dans la troisième, nous traiterons des hémorragies.

Douleur. — Le premier symptôme éprouvé par le blessé est la douleur.

La douleur varie suivant les individus. Un homme robuste, endurci aux travaux pénibles supportera beaucoup mieux la douleur qu'un autre, délicat, faible, menant une vie sédentaire; nous pouvons tous les jours en faire la remarque dans nos hôpitaux.

Elle varie également suivant les régions qui sont atteintes; chacun sait et a pu expérimenter sur soi-même qu'une piqure en tel endroit est plus douloureuse qu'une piqure pratiquée en tel autre. La pulpe des doigts par exemple qui est très riche en nerfs, sera toujours plus sensible que celle de toute autre partie du corps.

Mais ce qu'il importe avant tout de considérer, ce sont les conditions du traumatisme. Il y aura, en effet, une grande différence entre la douleur éprouvée à la suite d'une piqure d'aiguille ou de trocart je suppose, et celle éprouvée à la suite d'un coup d'épée ou de baïonnette. C'est que la première très fine, très acérée, s'insinue à travers les tissus, les écarte, tandis que l'épée les perfore aussi, mais les distendra outre mesure, les déchirera, les contusionnera, d'où rupture des filets nerveux renfermés dans ces parties disjointes, et principalement dans la peau. De même si l'instrument présente des inégalités à sa surface, s'il est rouillé, la douleur ressentie sera beaucoup plus vive.

La durée de la douleur est variable; passagère dans le cas d'une simple piqûre, elle peut être persistante, lorsque le corps vulnérant est resté dans la blessure. Elle est dans ces conditions un phénomène qu'il ne faut pas négliger, car elle entraîne l'abaissement de la température, l'anorexie, le manque de sommeil, et enfin, une véritable altération du sang.

Forme de la plaie. — La petitesse de l'orifice d'entrée, l'étroitesse et la profondeur du canal qui fait suite à ce dernier, tels sont les caractères distinctifs des plaies par instruments piquants.

Le mode d'action de ces instruments est double; ils agissent :

1° En écartant et en perforant les mailles des tissus.

2° En distendant ces tissus et par suite en les déchirant si la distension est portée outre mesure.

Nous avons vu précédemment, en étudiant le mécanisme des plaies, le rôle que jouait l'élasticité des tissus, et l'on peut prévoir dès à présent que ces sortes de blessures, ne représentent pas fidèlement les dimensions du corps vulnérant; elles sont en général plus petites, et cela est vrai pour tous les tissus, excepté cependant pour les os, qui conservent toujours la forme de l'instrument qui les a traversés.

Cette disposition, appréciable surtout à la peau, n'est pas toujours une conséquence de l'arme vulnérante ; ainsi les instruments piquants, de forme arrondie, sembleraient devoir produire une plaie arrondie. Cette assertion est fausse, et l'on cite de nombreux exemples de plaies et cicatrices, produites par des poinçons, tout à fait semblables à celles qu'aurait pu produire une arme aplatie, et à double tranchant; ce qui démontre qu'il intervient un autre facteur.

Filhos entreprit sur ce point des expériences, et les résultats auxquels il aboutit sont les suivants :

L'instrument dont il se servait était un poinçon conique de trois pouces de longueur, à peu près, et mesurant trois millimètres environ, à sa partie la plus épaisse.

1° Avec cet instrument, il obtint constamment de petites plaies allongées, à deux bords égaux et très rapprochés, à angles aigus ;

2° Les petites plaies étaient d'autant plus longues qu'elles étaient enfoncées plus profondément ;

3° Si dans quelques points de la surface du corps, les lèvres de la plaie restaient écartées, il suffisait de tendre la peau pour les rapprocher exactement ;

4° Ce rapprochement exact, ne pouvait avoir lieu que dans un seul sens ; on avait beau tendre la peau en sens contraire, on ne parvenait nullement à obtenir des angles aigus, mais bien des angles obtus ; il était, en un mot, très facile de voir que l'action du poinçon s'était borné à écarter les fibres de la peau ;

5° Dans une région donnée du corps, les piqûres ont toujours affecté la même direction ;

6° Au cou et à la partie antérieure de l'aisselle, elles étaient dirigées de haut en bas ;

7° Au thorax, elles étaient parallèles à la direction des côtes ou des espaces intercostaux ;

8° A la région antérieure de l'abdomen, elles étaient obliques de dehors en dedans, et de haut en bas, et semblaient affecter la direction des fibres musculaires ;

9° Aux membres, elles étaient parallèles à leur axe.

Tels sont les résultats positifs des expériences qui ont été entreprises à ce sujet ; l'on ne peut guère trouver l'explication de ces phénomènes que dans la direction des fibres de la peau, ou par le sens des fibres musculaires sous-jacentes. C'est du moins l'explication qu'en donna Malgaigne, qui voulant vérifier ces faits, reprit les mêmes expériences, et put constater que l'écartement le plus considérable se produit dans le sens des fibres musculaires, sous jacentes, à la contraction desquelles il faut rapporter dans la plupart des cas, les changements de figure observés. Il vit que ces plaies se dirigent de haut en bas, et de dedans en dehors au cou et à la poitrine. Elles sont dans l'axe des membres, lorsqu'elles se produisent dans cette région. Elles suivent la direction des plis articulaires quand elles sont produites du côté de la flexion, elles sont au contraire rayonnées quand elles sont produites dans le sens de l'extension.

Ces résultats concordent donc avec ceux décrits précédemment.

MM. Jaulmes et Delmas ont néanmoins démontré que, dans certains cas, la forme de la plaie pouvait être arrondie, si le point frappé est pourvu de beaucoup de tissu cellulo-graisseux. Ils ont remarqué également que le trajet de la plaie se dérobe d'autant plus facilement à l'observation, que les fibres des tissus qu'elle parcourt sont plus marquées. Au foie, aux poumons, et aux autres organes parenchymateux, la plaie est linéaire, comme à la peau, mais dans une direction toujours constante.

Il est une catégorie d'armes, rentrant dans celles des armes piquantes, qui produisent des plaies différentes de celles décrites précédemment, ce sont celles produites par des instruments piquants et tranchants à la fois. Ces blessures sont celles que l'on observe le plus communément, et c'est pourquoi leur étude doit être poursuivie avec soin au point de vue médico-légal.

Formées d'une pointe que suit toujours une lame pourvue de tranchants plus ou moins nombreux, ces sortes d'armes peuvent agir de diverses façons : par leur pointe, c'est-à-dire en piquant ; par leur tranchant, c'est-à-dire en divisant.

Dans cette catégorie d'instruments, se trouvent rangés l'épée, le poignard, la baïonnette, la lance, etc. Les uns possèdent un seul tranchant, ou arête saillante, d'autres en possèdent deux, trois, quatre, ce qui donne aux blessures qu'elles font des formes différentes.

Il n'y a qu'un petit nombre d'armes qui n'aient qu'un seul tranchant, la majeure partie en a deux, au moins à la pointe, et fait des blessures à deux côtés, telles sont le sabre, le couteau-poignard. D'autres en ont trois, telles l'épée et la baïonnette, et font des blessures à trois côtés. D'autres enfin déterminent des blessures à quatre côtés, telles que la lance.

Parmi ces armes, celles dont la pointe est supportée par une lame tranchante, les sabres par exemple, pénètrent avec beaucoup plus de facilité et à une profondeur beaucoup plus grande que la lance et la baïonnette, dont la pointe peu aigüe est supportée par une lame à arêtes mousses et assez épaisses. Je mets ici hors de cause la baïonnette du nouveau fusil, modèle 1886, dont je décrirai plus loin les blessures, et ne parle que des diverses sortes de baïonnettes qui ont précédé celle qui est actuellement adoptée dans notre armée.

La pénétration de ces armes est favorisée par l'impulsion considérable que le poids de la hampe ou du fusil permet de leur imprimer, et la force qui est nécessaire pour les manier est très grande. Aussi agissent-elles non seulement en divisant, mais encore en meurtrissant les tissus, en les contusionnant, et les phénomènes consécutifs sont-ils plus graves et plus accentués que les blessures produites par le fleuret, je suppose qu'il agira par simple ponction des tissus.

Les plaies qui sont faites par la pointe des sabres, reviennent très peu sur elles-mêmes; elles sont à la fois des plaies par piqûre et des plaies par coupure, leurs bords ayant été divisés, en même temps qu'écartés. Lorsque la lame a été enfoncée jusqu'à la partie non tranchante de son dos, l'angle de la plaie en rapport avec cette partie mousse, se rétracte davantage que l'angle opposé.

Les épées plates, qui présentent une double arête, sur le plan de la lame, font des plaies linéaires. Les épées triangulaires, én général très minces, comme les épées dites de combat, donnent lieu à des plaies de même forme, et comparables par leur dimension à des piqûres de sangsue. Les fleurets aiguisés, déterminent des plaies linéaires, lorsque l'arme a pénétré peu profondément, et dans le cas contraire, de petites plaies sans régularité. Les fleurets démouchetés, sans pointe produisent quelleque soit la profondeur à laquelle ils aient pénétré, de petites plaies à bords déchirés, dont la forme est irrégulière. La lance et la baïonnette, donnent lieu à des plaies en rapport avec leur forme; les angles des plaies faites par la première sont, comme je l'ai dit plus haut, généralement contus; ceux produits par la seconde sont plus nets. L'orifice d'entrée a, si la plaie a été faite par un couteau, ce qui est un des cas les plus fréquents, la forme d'une fente, dont les bords nets, s'écartent l'un de l'autre, pour se rejoindre à angles aigus aux deux extrémités.

Quant à la longueur de la plaie, elle ne correspond pas toujours à la largeur de la lame de l'arme, surtout s'il s'agit d'un couteau. Le plus souvent, la longueur de la plaie est un peu plus grande, ce qui s'explique par ce fait que, dans les mouvements d'entrée et de sortie, la lame du couteau agrandit la plaie, soit par une pression, soit par traction exercée dans le sens du tranchant. On voit plus rarement la longueur de la plaie être moindre que la longueur de l'instrument. Dans certains cas, la différence entre la longueur de la plaie et la largeur de la lame peut n'être qu'apparente, et elle est due alors à la rétraction des tissus qui forment les bords de la plaie, ce qui diminue ainsi la longueur de l'orifice.

Mais en dehors des causes, la longueur de ces plaies peut être réellement plus courte que la largeur de l'instrument employé. Des expériences faites à ce sujet, ont démontré que la plaie peut avoir 1^{mm} et 1^{mm} 1/2 de moins que la lame du couteau employé.

L'explication de ces faits paraît résider dans l'état de l'arme, et on a pu constater que cette particularité se produit surtout quand on se sert de couteaux mal acérés ou à dos large, parce que, dans ces cas, la peau pendant l'introduction de l'instrument, s'enfonçant en cône, est refoulée en dedans. Elle est par conséquent distendue, et revient à sa place primitive, après que le couteau est retiré, de sorte que la longueur de la plaie parait un peu diminuée.

Il existe encore une autre cause qui peut rendre variable l'aspect extérieur de la plaie, c'est la direction de l'instrument. S'il a pénétré perpendiculairement aux surfaces, l'apparence de la blessure sera celle qui a été décrite précédemment; s'il a agi obliquement, l'un des bords sera soulevé, tandis que l'autre sera refoulé dans la plaie. Si la peau est appliquée sur une surface résistante, comme le crâne, l'arme pourra être déviée, et continuant sa course, formera un véritable lambeau.

La direction du canal de la plaie, doit aussi être déterminée avec le plus grand soin; l'on peut en tirer des renseignements précieux, relativement aux positions respectives de la victime et de l'agresseur. Il faut se rappeler toutefois que l'arme peut être déviée soit par un os, soit par un mouvement brusque de la victime, mais cette déviation, très fréquente dans les plaies par armes à feu, est rare dans le genre de blessures qui nous occupe.

Il faut noter également si le trajet est simple ou double, bien qu'il existe une seule plaie extérieure, s'il est dirigé de haut en bas, obliquement, ou de bas en haut. Tous ces renseignements sont utiles, et il n'en faut négliger aucun pour parvenir à la connaissance exacte des faits.

Il existe souvent pour le médecin-légiste des cas embarrassants, dans lesquels l'étude attentive de tous les caractères d'une plaie lui rend les plus grands services. Tels sont, par exemple, les cas où la question suivante est posée par la justice à l'expert : y a-il eu enferrement ? c'est-à-dire la victime s'est-elle précipitée elle-même sur l'arme ?

Ollivier d'Angers discuta cette question, et dans une affaire de ce genre qui s'offrit à lui, il s'appuya sur les caractères suivants pour répondre affirmativement : il existait sur un des cartilages costaux, une rainure et une dépression produites par le choc du corps de la victime, heurtant de tout son poids contre la garde de l'arme qui lui était présentée; il eût fallu que le coup fût trop violemment porté pour que l'empreinte de l'arme vînt ainsi se graver sur le corps de la victime, et il ne pouvait évidemment attribuer ce fait qu'au poids du corps qui, fortement propulsé en avant, heurta la garde de l'arme et en conserva l'empreinte. De plus, les muscles sous-jacents étaient dilacérés, ce qu'il attribuait aux oscillations du corps.

Ce sont là des signes délicats, bien difficiles à observer, plus encore à interpréter, quelquefois insuffisants pour permettre de trancher la question dans un sens ou dans un autre, et qui, dans tous les cas, demandent de la part du médecin-légiste beaucoup de sagacité et un grand talent d'observation.

La gravité des plaies par instruments piquants dépendra surtout de leur profondeur, à cause de la possibilité de lésions d'organes importants, de la largeur des plaies, car, toutes choses égales d'ailleurs, le pronostic sera d'autant plus favorable que l'agent vulnérant sera plus mince ; elle dépendra encore du siège de la lésion, et nous aurons l'occasion, dans un des paragraphes suivants, d'étudier à propos d'une de nos observations, les lésions des organes importants de la cavité thoracique, en particulier du cœur et des gros vaisseaux.

Nous connaissons maintenant les diverses formes qu'affectent les plaies par instruments piquants, et les modifications qui leur sont imprimées par les propriétés physiologiques de la peau. Nous allons passer rapidement en revue certains des tissus qui peuvent être traversés en même temps qu'elle, et décrire la forme des orifices qu'ils présentent, lorsqu'ils sont traversés par les mêmes agents vulnérants.

Sur les muscles et les aponévroses, la plaie présente en général des dimensions plus considérables que celles de l'instrument qui les a produites.

Les membranes séreuses par contre représentent d'une manière très exacte la forme et les dimensions de l'arme perforante. M. le professeur Lacassagne a attiré d'une façon toute particulière l'attention sur ce point, et a fait remarquer toute l'importance que l'on pouvait tirer de la constatation de ce fait dans les expertises médico-judiciaires. Il existe, dans les *Archives d'Anthropologie criminelle*, une observation remarquable que M. le docteur Charrin a développée tout récemment, et qui sert de base à son travail (1). Il s'agissait d'un jeune homme, qui, frappé d'un coup de couteau au cœur, avait pu avant de mourir, parler, et faire en galopant, un trajet de 80 mètres environ. A l'autopsie on trouva une plaie du ventricule droit, présentant la forme d'un V, bien différente de celle des plaies du thorax et du péricarde, qui avaient une forme ovalaire, et dont la dernière surtout représentait très exactement, les dimensions de l'instrument.

Les os sont rarement atteints; on a cependant vu des instruments piquants les intéresser, même lorsqu'ils sont situés profondément. Ceux qui sont sans contredit les plus exposés sont les os du crâne. On a signalé des cas où des baïonnettes avaient pénétré dans l'intérieur de la cavité crânienne; la lésion était simple du côté de la table externe, très nette, et représentait par sa configuration, la forme de l'arme qui l'avait produite; quant à la table interne, elle éclate généralement dans une plus ou moins grande partie de son étendue, et forme des esquilles, adhérentes et saillantes vers l'intérieur du crâne, ou bien encore libres, et poussées plus ou moins profondément par le corps vulnérant.

En résumé, l'élasticité des tissus est la cause principale de l'écartement des lèvres de la plaie. Et les différences,

(1) *Des blessures du cœur au point de vue médico-judiciaire*, par le Dr Salomon Charrin.

les inégalités de rétraction des différents tissus donneront à la plaie un aspect irrégulier, qui est surtout caractéristique dans les plaies par instruments tranchants.

Hémorragie. — L'hémorragie qui succède aux plaies par instruments piquants, est en général peu considérable et varie suivant le diamètre de l'arme employée, et suivant les organes atteints.

On s'expliquera facilement son peu d'abondance, en réfléchissant aux conditions dans lesquelles se trouve la plaie. Le faible diamètre de l'arme est cause qu'il y a peu de vaisseaux ouverts, et si ces vaisseaux ne sont pas des artères, l'hémostase se fait facilement par suite de la rétraction des tissus qui étreignent les parois vasculaires, au fond de l'espèce d'entonnoir que présente la blessure; et si les vaisseaux divisés sont éloignés de la surface extérieure, le sang ne pouvant plus s'écouler au dehors, il se formera dans l'intérieur du foyer traumatique un caillot central, avec prolongements dans les gaines des vaisseaux.

Toutes ces conditions de bénignité se produisent dans la ponction par une aiguille fine, un trocart capillaire, par exemple; mais il n'en est plus de même lorsque les instruments vulnérants présentent un volume plus considérable; de nombreux vaisseaux sont ouverts, et l'hémostase peut offrir des difficultés en rapport avec le calibre des portions vasculaires intéressées.

L'hémorragie peut être interne ou externe.

Il arrive, en effet assez souvent, que lorsque l'ouverture est très étroite, le sang ne peut pas s'écouler; il se réunit en foyer, s'infiltre dans les tissus, ou s'épanche dans les cavités; dans ce cas l'hémorragie est dite interne.

Dans le second cas, il se produit un épanchement de sang abondant au dehors, provenant de lésions d'artères, de veines et de capillaires. Les lésions des artères présentent seules un certain caractère de gravité, et l'hémostase spontanée peut très bien ne pas se produire, dans les cas d'ouverture d'un vaisseau de calibre un peu volumineux. La piqûre des artères a été étudiée avec soin par Béclard, qui est arrivé aux conclusions suivantes :

Les artères traversées par une aiguille fine, ne donnent pas de sang. Mais si l'instrument est plus volumineux, il faut rechercher la direction de la plaie, avant de porter un pronostic quelconque. Si la plaie est dans le sens de la longueur, il y a renversement et accollement des bords, production d'un caillot, et cicatrisation. On sera en droit d'espérer cette solution favorable toutes les fois que la solution de continuité ne dépasse pas 6^{mm}. Si la plaie est transversale, le pronostic est plus grave.

En résumé, les plaies par instruments piquants donnent peu fréquemment lieu à de grandes hémorragies; il faudrait pour cela que les gros vaisseaux fussent lésés, par un instrument d'un certain volume.

Lorsque le sang s'épanche au dehors il tend évidemment à gagner les parties les plus déclives; d'où il résulte que d'après l'accumulation du sang, d'après les taches qu'il laisse sur les vêtements, sur la peau, on pourra tirer d'utiles renseignements sur la manière dont une victime a été frappée. Si le sang qui tache les vêtements ou la peau se trouve uniquement au dessous de la blessure, et a coulé verticalement sur une grande étendue, on peut en conclure que l'individu a été frappé debout. D'autres dispositions des taches indiqueront nettement qu'il a été frappé dans le décubitus dorsal ou latéral. L'on pourra déterminer également dans certaines circonstances, les coups qui auront été portés les premiers, et cela en comparant l'abondance de l'épanchement avec la gravité des blessures. Un premier coup, je suppose, détermine une forte hémorragie par suite de la lésion de vaisseaux importants; si un second coup porté un peu plus tard, n'est suivi que d'un léger écoulement de sang, quoique des vaisseaux de fort calibre aient été lésés, l'on pourra aisément déduire de là, l'ordre dans lequel les blessures ont été faites. L'hémorragie indiquera également si la victime a succombé sur le coup, ou si elle a pu parcourir une certaine distance, avant de succomber. Le sang qui jaillit des artères est lancé à une certaine distance, quelquefois à plus de deux mètres; les objets avoisinants, qui en sont éclaboussés, peuvent servir à déterminer la position ou se trouvait la victime au moment où elle a été frappée.

L'on voit d'après ces indications sommaires, quelle importance il faut attacher à l'examen des taches de sang; rien ne doit passer inaperçu, et tous les objets siutés sur le théâtre du crime doivent être minutieusement inspectés. La moindre tache, la moindre goutte peut quelquefois jeter une vive lumière sur la manière dont a été commis l'attentat, les *Annales de la Médecine-légale*, abondent en faits de ce genre.

Nous avons étudié dans cette première partie, les caractères généraux des plaies par instruments piquants, le mécanisme de ces plaies, les phénomènes concomitants, en insistant spécialement sur la forme de leur orifice d'entrée. Nous allons aborder maintenant la seconde partie de notre sujet, dans laquelle nous relaterons quelques observations intéressantes de plaies produites par une arme de création récente, la baïonnette du nouveau fusil modèle 1886.

CHAPITRE II

Des blessures par Baïonnettes

Historique et Description. — La baïonnette est une arme pointue, dont la forme a beaucoup varié, s'adaptant au canon du fusil et pouvant s'en retirer à volonté.

C'est une opinion généralement adoptée, que les premières baïonnettes furent fabriquées à Bayonne, et que les femmes de cette ville, chargées d'en défendre les remparts, l'inventèrent et s'en servirent courageusement durant un siège que cette place soutint, en 1323, contre les rois d'Angleterre et d'Aragon.

D'un autre côté, dans les Basses-Pyrénées, on montre une position, nommée « Redoute de la Baïonnette », et ce lieu fut ainsi nommé, parce que les Basques, dans un combat qu'ils livrèrent aux Espagnols, ayant épuisé leurs munitions, ne seraient parvenus à les vaincre qu'en attachant leurs couteaux à l'extrémité de leurs fusils, ce qui aurait donné l'idée première de la baïonnette.

Quoiqu'il en soit, les origines sont assez obscures, mais ce qu'il y a de certain c'est que la ville de Bayonne joue un rôle positif dans l'histoire de l'arme, soit qu'on s'en servit pour la première fois dans cette ville, ce qui ne paraît pas certain, soit qu'elle y fut fabriquée pour la première fois.

La baïonnette fut introduite dans l'armée vers le milieu du dix-septième siècle et le premier régiment que l'on forma au maniement de cette arme, fut celui des fusiliers en 1671.

L'adoption de la baïonnette eut une influence énorme sur la tactique de l'époque ; jusqu'alors, en effet, à côté d'hommes armés d'arquebuses ou de mousquets, il fallait en entretenir d'autres armés de piques ; pour le combat corps à corps, l'arme à feu était sans valeur, la pique indispensable ; le fusil, en effet, était, après sa décharge, entre les mains des soldats une arme inutile, si dans le combat on n'avait le temps de le recharger, ou si les munitions se trouvaient épuisées. La baïonnette, au contraire, placée à l'extrémité du levier que forme le fusil, ne faisant qu'un avec lui, et mise en mouvement par la force des deux bras, le transforma en une arme des plus terribles, qui décida plus d'une fois du destin des batailles.

La baïonnette doubla donc la valeur des troupes ; de chaque fusil, elle faisait à la fois une arme de jet et de hast, de chaque soldat, elle faisait un mousquetaire et un piquier.

La nature des blessures causées par cette arme, n'entra jamais en ligne de compte dans les raisons qui ont fait varier la section ou le profil des baïonnettes. D'autres considérations plus impérieuses, présidaient aux choix des nombreux modèles de cet arme qui se sont succédés en France et à l'étranger.

La résistance à la flexion, fut celle qui préoccupa le plus les constructeurs d'armes : la légèreté en fut une autre, quelquefois difficile à concilier avec la première, et suivant les tendances de l'époque, c'était tantôt la légèreté tantôt la solidité qui se trouvaient sacrifiées.

Les premières baïonnettes, furent de simples tiges de fer rondes, affilées à l'une de leurs extrémités, et capables par l'autre de s'introduire à frottement dur dans le canon même du fusil. C'était l'invention dans toute sa simplicité première : l'arme de hast succédait à l'arme de jet, et une fois la baïonnette plantée au bout du canon, il fallait renoncer à se servir de la puissance du feu. L'on ne tarda pas à modifier cette disposition, et à imaginer un mode de liaison qui permettait de tirer, bien que la baïonnette fut à l'extrémité du fusil.

La section de la baïonnette resta circulaire jusqu'à la fin du XVIIe siècle.

Mais bientôt l'expérience apprit que l'on pouvait sans altérer la résistance de la lame en réduire la section à celle d'un triangle inscrit dans la circonférence primitive; on allégea d'autant le poids de la baïonnette, et le premier modèle d'arme régulière qui parut en Europe, savoir le modèle 1717, consacra officiellement ce progrès.

La section de la baïonnette était triangulaire; elle était longue de 14 pouces, (379 $^{m}/_{m}$) et pesait 345 gr.

En 1746, on allégea encore le poids de l'arme, sans en modifier la résistance, et cela, en évidant les pans. Cette section subsista jusqu'à nos jours; on se contenta de lui donner un peu moins d'épaisseur en 1776, et d'allonger la lame d'un pouce en 1777; la baïonnette eut alors 15 pouces, et pesa 329 grammes. Elle subit encore en 1822, en 1847, diverses modifications, très légères, sur lesquelles nous n'insisterons pas.

En 1842, on opéra une transformation importante; l'on donna aux tirailleurs des baïonnettes, dont la lame avait la forme d'un yatagan, a deux pans creux, à poignée en laiton. Cette forme nouvelle fut très goûtée à cette époque, et en 1866 on l'adopta pour toute l'infanterie. C'est elle d'ailleurs qui sert encore aujourd'hui d'armement aux servants d'artillerie, et aux gendarmes à pied. La lame est à double courbure, et se termine par une langue de carpe à deux tranchants. Des évidements ménagés sur les côtés, la rendent plus légère. C'est avec elle que se fit la guerre de 1870-1871.

L'idée d'avoir une arme qui remplirait en même temps le rôle de sabre et de baïonnette, avait trouvé faveur auprès de toutes les nations qui adoptèrent une arme analogue; d'aucunes même, poussant l'idée jusqu'au bout, fabriquèrent un instrument qui était à la fois un sabre, une baïonnette et un outil : l'on pratiqua par exemple des dents de scie sur le dos de la lame, qui dès lors servait aussi bien pour abattre des arbres, que pour renverser des ennemis.

Les blessures produites par ces différents modèles de baïonnettes, représentent assez bien, la forme de l'instrument vulnérant. Triangulaires pour certaines d'entre elles, d'autres affectent une forme linéaire ou plutôt ovalaire, et ces dernières résultent de plaies faites avec les baïonnettes anciennes, constituées comme nous l'avons dit par une tige de fer ronde, acérée, enfoncée par l'une de ses extrémités dans le canon du fusil. Si la plaie est produite par un sabre baïonnette, elle présentera une forme linéaire, avec deux angles aux extrémités, dont l'un sera mousse si l'arme a pénétré profondément, et l'autre très aigu. Le dos de la lame est-il creusé en dents de scie ? L'angle de la plaie correspondant, sera mâché, déchiré, d'où gravité extrême du pronostic, pour peu que l'arme aie pénétré profondément.

Le dernier modèle de baïonnettes, celui qui est actuellement adopté dans notre armée, est le modèle 1886. La lame est quadrangulaire, et présente à considérer quatre arêtes, quatre gouttières et une pointe.

Sa longueur est de $0^{m}52$ cent. Son poids total est de 400 grammes.

La pointe est de forme conique et mesure $0^{m}006$; la surface conique se raccorde avec les arêtes de la baïonnette.

Ces arêtes, séparées entre elles par les gouttières, ne sont nullement tranchantes, et leur bord libre, considéré à 0,013 $^{m}/_{m}$ de la pointe, présente une épaisseur d'environ $0^{m}0013$; il va en s'épaississant très légèrement à mesure que l'on se rapproche de la base de l'arme, où il mesure $0^{m}002$.

A treize centimètres de la pointe, une section de l'instrument donnerait :

Longueur ou grand diamètre	mèt.	0,0068
Epaisseur ou petit diamètre......		0,0013

Au milieu de la baïonnette, les mêmes dimensions sont :

Grand diamètre	mèt.	0.0088
Petit diamètre....................		0,0015

Au dernier quart de la longueur, ces dimensions sont :

Grand diamètre	mèt.	0,01
Petit diamètre		0,002

C'est donc un instrument très mince et très léger, par le fait essentiellement apte à pénétrer dans les tissus, où il pourra provoquer les désordres les plus graves. C'est, suivant l'expression de M. le Professeur Lacassagne, un véritable stylet, qui solidement fixé à l'extrêmité du fusil, emprunte au poids de l'arme une force de pénétration considérable.

D'après le mode d'action des armes piquantes que nous avons étudié au commencement de notre travail, l'on peut prévoir quelle sera la forme, l'aspect extérieur d'une plaie produite par un tel instrument.

La pointe pressant sur les tissus, en écartera les fibres, et pénétrera dans leurs interstices; lorsqu'elle sera enfoncée tout entière, les arêtes de l'arme pénétreront à leur tour. Mais leur bord libre présente comme nous l'avons vu une certaine épaisseur; elles seront donc incapables de diviser les parties ambiantes, elles les refouleront. Néanmoins l'intégrité des tissus ne sera pas complète si l'arme est plongée à une certaine profondeur; car le grand diamétre mesurant à sa base 0^{m}, 01, certaines d'entre les fibres, trop violemment écartées de leur position primitive seront déchirées.

La forme de la plaie résultera donc de ces deux facteurs réunis : 1° écartement, 2° déchirure.

Si l'écartement existait seul, on aurait une plaie linéaire (expériences de Filhos avec un poinçon agissant par simple écartement).

Si la déchirure existait seule, les fibres n'auraient aucune tendance à revenir à leur position primitive, et l'orifice serait circulaire.

Ces deux actions étant combinées, on doit obtenir un orifice ovalaire, elliptique. Et l'aspect de l'orifice se rapprochera d'autant plus de la forme circulaire que l'arme aura été plongée plus profondément, et d'autant plus de la forme linéaire, qu'elle aura pénétré moins profondément.

Ces déductions tirées uniquement des propriétés physiologiques des tissus, et du mode d'action des armes piquantes et tranchantes, paraissent confirmées par les observations suivantes.

L'on pourra juger d'après elles des lésions terribles qu'entraînent les plaies pénétrantes produites par cette arme, maniée à la façon d'une épée ou d'un poignard ; lésions dont la gravité serait plus grande encore si la baïonnette possédait la vive impulsion que ne manquerait pas de lui communiquer le poids du fusil.

OBSERVATION I

Dans la nuit du 18 mars 1889, près du hameau du Vernay à quelques kilomètres de Lyon, un soldat du camp de Sathonay tua à coup de baïonnette un terrassier employé au tunnel de Saint-Clair.

Après quelques jours de détention à la prison militaire de Lyon, l'autorité militaire ordonna la mise en liberté de ce soldat.

Le lendemain 19 mars, M. le professeur Lacassagne procède au laboratoire de médecine légale de la Faculté à l'autopsie du nommé D... et voici un extrait du rapport qu'il adressa à ce sujet à l'autorité judiciaire :

1° D..., est âgé de 31 ans. Sa taille est de 1m 76. Son poids est de 70 kilog. — Sur le front se trouvent des empreintes parcheminées, produites propablement par la chute du corps sur le gravier. Il y a un certain nombre de taches livides sur la face. Les pupilles sont égales ; nous notons un chémosis à l'œil droit. Du sang s'écoule par les narines et la bouche.

Sur le côté droit du cou, empreinte parcheminée, en croissant, de 3 millim. de longueur, sans caractères vitaux bien nets. Il y a de la rigidité cadavérique aux membres inférieurs.

L'abdomen est verdâtre par suite de la putréfaction. Il y a de l'urine au méat; le scrotum n'offre rien à noter.

En arrière, on ne voit rien de particulier aux membres inférieurs. Quelques empreintes parcheminées se trouvent dans la région lombaire. Rien de spécial au cou et à la nuque.

2° A 30 millim. de la ligne médiane, à 120 millim. de l'ombilic et 110 millim. du sein gauche, nous voyons une blessure ovalaire, de 10 millim. de long sur 7 millim. de large. Sur l'aponévrose sous-jacente, la plaie d'entrée mesure 21 millim. de longueur. La blessure a pénétré dans l'abdomen. Les deux parois de l'estomac sont perforées à 8 centim. du pylore ; le rein gauche traversé, la douzième côte éraflée. La pointe de l'instrument piquant a pénétré jusque dans les muscles de la région dorso-lombaire. Aucun liquide venant de l'estomac ne s'est répandu dans le péritoine ; mais il y a de gros caillots sanguins en arrière de l'estomac.

3° Sur le côté gauche de la poitrine, à dix centim. de l'aisselle, se trouve une plaie ovalaire avec encoche à la partie inférieure. Le tissu cellulaire et les muscles sont infiltrés de sang. L'arme passant au-dessous de la troisième côte a traversé le poumon gauche et perforé la trachée.

4° La région deltoïdienne gauche présente une plaie d'entrée analogue aux précédentes. L'arme, passant entre la deuxième et la troisième côte, a perforé le poumon gauche et traversé de part en part la partie supérieure de l'aorte à la base de la sous-clavière.

Une grande quantité de sang en caillots occupe la cavité pleurale gauche. Le tissu cellulaire du médiastin est infiltré de sang.

En résumé, trois blessures par coup de baïonnette. Toutes étaient mortelles. Il est impossible de dire quel a été l'ordre de succession de ces blessures. — Celle de l'abdomen a presque traversé le corps de part en part. L'agresseur était en face de la victime. Cette blessure n'était pas immédiatement mortelle. Celle de l'aisselle a été dirigée de bas en haut, le meurtrier se trouvant à gauche de la victime. Il en était de même lorsqu'il a porté le coup qui a traversé le bras gauche à la partie supérieure et interne. Cette blessure qui a ouvert la crosse de l'aorte, a déterminé la mort en occasionnant une hémorragie abondante.

5° l'estomac ne contient qu'une minime quantité de liquide sans odeur spéciale.

Conclusions. I. — Le nommé D... a reçu trois coups de baïonnette, l'un dans le ventre, les deux autres au côté gauche et à la partie supérieure de la poitrine. Un de ces derniers a ouvert l'aorte et déterminé une mort assez rapide. Les autres coups étaient aussi mortels, mais non immédiatement.

II. — L'absence de liquides et d'aliments dans l'estomac ne permet pas de supposer que D... fût en état d'ivresse. La mort a dû survenir quatre ou cinq heures environ après le dernier repas.

OBSERVATION II

Cette observation est un extrait du compte-rendu de l'autopsie du nommé G..., soldat au 56ᵉ régiment d'infanterie, pratiquée par M. le docteur Rouget, médecin-major de 2ᵉ classe au 56ᵉ régiment d'infanterie. Elle a été communiquée à M. le professeur Lacassagne, et nous la reproduisons ici en partie.

Ce nommé G... est entré à l'hôpital mixte de Chalon le 21 octobre, vers 5 heures de l'après-midi, et y est décédé le lendemain 22, à 2 heures du matin.

Ce militaire venait, au moment de son entrée, de recevoir de nombreux coups d'épée-baïonnette du modèle 1886, que lui avait portés un réserviste de sa compagnie, frappé subitement d'aliénation mentale.

Le diagnostic à l'entrée avait été : plaies multiples par instrument piquant, intéressant la cavité thoracique, avec épanchement de sang dans les plèvres; il était basé sur la direction des coups, l'hémoptysie, la dyspnée, la petitesse du pouls, la pâleur syncopale du visage, les sueurs froides et la perte de connaissance.

En raison des dimensions exigües de l'orifice d'entrée, l'air ne passait pas par la plaie, et ne s'était point non plus infiltré dans le tissu cellulaire.

L'autopsie fut pratiquée quinze heures après le décès.

Habitus extérieur. — Cadavre d'un adulte bien conformé; le visage est d'une couleur blanc jaunâtre, exsangue; les muqueuses sont complètement décolorées; aux commissures des lèvres on remarque des mucosités sanguinolentes.

Les lésions traumatiques sont les suivantes : 1° A la tête et au cou on observe quelques plaies produites les unes par la pointe de l'instrument, les autres par des coups donnés avec la poignée de l'épée-baïonnette.

Elles sont longuement décrites dans le rapport, mais nous n'y insisterons pas; celles du thorax nous intéressent davantage.

2° La partie postérieure du thorax présente quatre orifices d'entrée de l'instrument piquant. En procédant de haut en bas, le premier est situé au niveau de l'apophyse épineuse de la huitième dorsale, à 2 cent. à gauche de la ligne médiane. Il affecte une forme légèrement elliptique, présentant plusieurs encoches nettement accentuées, dûes à l'empreinte qu'ont gardée les tissus des arêtes de la bayonnette.

3° A cinq centimètres au dessous se trouvent deux nouvelles plaies, ayant les mêmes caractères que les précédentes, de même au niveau de l'extrémité antérieure de la 11° côte gauche.

La face postérieure de l'abdomen présente à la partie inférieure des lombes trois plaies n'intéressant que les couches cutanées et musculaires.

Examen interne. — La cavité thoracique étant ouverte, on constate ce qui suit :

1° Les poumons sont affaissés et refoulés en arrière. Le poumon gauche étant soulevé, on aperçoit l'épanchement intra-pleural, qui peut être évalué à 1 litre environ. Du côté droit, existe un épanchement de même nature, évalué à un quart de litre environ. Les parties antérieures du poumon, de coloration normale, tranchent avec les parties postérieures qui sont le siége d'une congestion intense et d'hémorragie parenchymateuse. Sur le bord postérieur gauche, on remarque la présence de deux plaies en rapport avec les orifices des plaies décrites dans le dos. Tout le bord postérieur, et la base gauche, sont colorées en rouge sombre, et lorsqu'on incise les parties à ce niveau, on constate l'écoulement d'une grande quatité de sang noir.

Le cœur ne présente pas de lésions traumatiques.

La cavité abdominale n'est pas intéressée; les plaies signalées à la partie inférieure de la région lombaire sont superficielles.

A l'ouverture de la cavité crânienne, on constate que la voute ne présente pas de fracture. La calotte étant enlevée, on voit un épanchement sanguin considérable au dessous des méninges. La dure mère incisée permet l'écoulement d'une notable quantité de sang noir, contenant de nombreux caillots; la surface convexe de la partie gauche de l'encéphale, est coloré en rouge foncé par l'épanchement sous-jacent; les veines sont tuméfiées et gorgées de sang. Cette coloration tranche avec celle de la partie droite de l'encéphale qui présente à peu près sa teinte normale.

L'encéphale étant retiré, on constate que la partie gauche de l'étage moyen et de l'étage inférieur de la base du crâne, contiennent un sang noir, et des caillots semblables à ceux qui recouvraient la face convexe de la partie correspondante du viscère.

Conclusions. — Les causes de la mort sont dues aux lésions traumatiques suivantes :

1° Epanchement sanguin abondant dans la cavité crânienne, consécutif à des coups violents, portés avec un instrument contondant sur la voûte du crâne.

2° Epanchement sanguin intra pleural consécutif à des plaies du poumon, produits par un instrument piquant.

OBSERVATION III

Elle résulte de l'autopsie médico-légale, faite à Roanne par M. le docteur Rolland, d'un ouvier italien âgé de 24 ans, tué le 1er septembre 1889, d'un coup de baïonnette par un soldat du 78e régiment d'infanterie.

Transmise de vive voix, cette observation sera un peu succincte; mais les renseignements qu'elle nous fournit ont toutefois leur importance et nous la reproduisons telle qu'elle a été remise à M. le professeur Lacassagne.

La plaie cutanée se trouve dans le 6e espace inter-costal, à un peu plus d'un centimètre du bord latéral gauche du sternum.

L'orifice d'entrée est fermé par un caillot; celui-ci enlevé, on trouve une ouverture légèrement elliptique, mesurant un peu moins d'un centimètre dans le sens de sa plus grande longueur.

Il y a une très légère hémorragie, dans le tissu cellulaire sous-cutané, et un peu d'emphysème.

Le trajet général de la blessure est à peu près horizontal, dirigé d'avant en arrière et de droite à gauche.

A l'ouverture du péricarde, on trouve une énorme hémorragie, remplissant toute la cavité péricardique, et refoulant le cœur, qui est lui-même décoloré, exsangue et ratatiné.

Sur la face antérieure du ventricule droit, on constate une blessure en forme de fissure; l'arme a traversé la cloison interventriculaire et s'est arrêtée dans le ventricule gauche, dont la paroi postérieure est intacte.

Rien au poumon. Le médecin au rappport estime que l'arme a dû pénétrer d'une longueur d'environ 8 centimètres.

L'on peut juger, d'après ces observations, de la facilité extrême avec laquelle se produisent les plaies pénétrantes de poitrine, par la baïonnette modèle 1886, et de leur excessive gravité. Leur pronostic est généralement subordonné à la lésion du cœur et des gros vaisseaux qui entraînent fatalement la mort. Mais celle-ci peut ne pas survenir immédiatement, et l'on connaît de nombreux exemples d'individus qui, blessés au cœur, ont marché, couru, pendant quelque temps encore, et survécu plusieurs jours à leur blessure. On a cherché à expliquer les variations dans la durée de la vie, quoique les plaies offrissent les mêmes dimensions chez les divers individus, et l'opinion qui paraît la plus rationnelle est celle qui les attribue à la direction de la plaie ; si celle-ci est parallèle à l'axe du cœur, elle sera moins rapidement mortelle qu'une plaie transversale.

Nous pouvons donc, d'après ce qui précède, formuler en terminant les conclusions suivantes :

CONCLUSIONS

1° D'après nos considérations générales sur les plaies par instruments piquants, l'on voit que ces sortes de plaies conservent assez de leurs caractères primitifs pour permettre dans la plupart des cas au médecin expert de reconnaître, d'après la forme des orifices, la nature de l'arme employée.

2° La baïonnette modèle 1886, en vertu de sa forme, de son mode d'action, a une grande facilité de pénétration, beaucoup plus considérable que celle du sabre-baïonnette, dont on se servait auparavant dans l'armée française.

3° Les blessures produites par cette baïonnette donnent rarement lieu à des hémorragies externes, en vertu même de la petitesse de l'orifice d'entrée. Les hémorragies internes, par contre, sont fréquentes.

4° La forme de l'orifice est ovalaire ou elliptique ; elle présente quelquefois des encoches plus ou moins marquées, en nombre variable, dues aux arêtes de la baïonnette, venant marquer leur empreinte sur les tissus, par suite de mouvements de latéralité ou de haut en bas, imprimées à l'arme.

5° Les séreuses, particulièrement le péricarde, conservent mieux que la peau, la forme et les dimensions de l'arme vulnérante.

INDEX BIBLIOGRAPHIQUE

Dictionnaire de Dechambre (article *Blessures*).
Dupuytren (*Leçons orales*. Tomes V).
Médecine légale de DEVERGIE.
Médecine légale d'HOFFMANN.
Traité de chirurgie d'armée (LEGOUEST).
Traité de chirurgie de guerre (DELORME).
Annales d'Hygiène et de médecine légale, 1843, p. 169.
Dictionnaire de Larousse (article *Baïonnette*).
Des Armes portatives (SCHMIDT).
Archives d'Anthropologie criminelle, 1889, t. IV, p. 472 (LACASSAGNE).
Leçons de la Faculté de Lyon (LACASSAGNE).

VU : LE DOYEN,
LORTET.

Vu, bon à imprimer :

LE PRÉSIDENT DE THÈSE,
A. LACASSAGNE.

Permis d'imprimer :

LE RECTEUR,
CHARLES.

Lyon, le 30 janvier 1890.

www.ingramcontent.com/pod-product-compliance
Ingram Content Group UK Ltd.
Pitfield, Milton Keynes, MK11 3LW, UK
UKHW020218200726
13856UKWH00004B/1481